$T\mathrm{d}^{127}_{103}$

ESSAI

SUR

LA LUXATION OVALAIRE, TRAUMATIQUE, RÉCENTE,

DE LA TÊTE DU FÉMUR.

MÉMOIRE

PRÉSENTÉ, DANS LES SÉANCES DES 11 ET 18 MARS,

A LA SOCIÉTÉ MÉDICALE D'ÉMULATION DE MONTPELLIER

(SECTION DE CHIRURGIE);

PAR

MARCELLIN (Augustin),

de Sausses (Basses-Alpes);

Bachelier ès-sciences physiques et mathématiques ; Elève de l'Ecole pratique de physique et de chimie de la Faculté de médecine de Montpellier (concours de 1855); Chirurgien externe à l'Hôtel-Dieu St-Eloi (service militaire et clinique chirurgicale); Membre de l'Ecole pratique d'anatomie et d'opérations chirurgicales (concours de 1856); Membre titulaire de la Société médico-chirurgicale d'émulation de Montpellier, correspondant de la Société de médecine et de chirurgie pratiques de la même ville.

L'homme est un modèle exposé à la vue des différents
artistes ; chacun en considère quelque face.

(Helvétius.)

MONTPELLIER,

IMPRIMERIE DE RICARD FRÈRES, PLAN D'ENCIVADE, 3.

1857.

A la Mémoire chérie de mon Oncle,

AUGUSTIN-LOUIS DE MONTBLANC,

Archevêque de Tours,

PAIR DE FRANCE.

Il fut aimé de Dieu et des hommes, et sa mémoire est en bénédiction.....

(Extrait de l'Oraison fun. de Mgr. de Montblanc,
par l'Abbé Boullay, Vic. général de Tours.)

Aux Mânes de mon vénéré bienfaiteur,

A. PAULIN DE MONTBLANC,

Docteur en médecine,
Membre de l'Athénée médical de Montpellier,
ancien Officier de Marine.

Dès mes premiers ans, vous m'aviez destiné à l'étude de la médecine ; mon jeune âge, notre éloignement vous ont empêché de m'inspirer du goût pour cette belle science qui vous était si familière, et vous vous disposiez à tout sacrifier pour voir se réaliser des vœux qui allaient devenir les miens ; mais à peine commençais-je à me passionner pour elle que vous me fûtes enlevé !.... et il ne me reste plus maintenant que des regrets à vous donner...... Mais qu'ils sont vifs ces regrets !.... qu'ils sont cruels les destins !.....

A. MARCELLIN.

AU MEILLEUR DES PÈRES.

Pendant ma plus tendre jeunesse, alors que je possédais une mère, vous avez été l'exemple de l'amour paternel ; lorsque la mort est venue nous l'enlever, cette mère chérie, vous avez tâché de la remplacer ; vous n'avez reculé devant aucune peine, aucun sacrifice, pour me rendre moins sensible cette perte irréparable, et vous y seriez parvenu si le vide qu'elle laissait dans nos cœurs avait pu être comblé ! Puissent les sentiments qui m'inspirent ces paroles être pour vous un gage de la reconnaissance de tous les jours de ma vie !

A. MARCELLIN.

A Monsieur LORDAT,

Professeur de physiologie à la Faculté de médecine de Montpellier,
Officier de la Légion d'Honneur, etc., etc.

La bienveillance avec laquelle vous dirigez mon éducation en m'éclairant de vos conseils, me fait un devoir de vous dédier ce premier fruit de mes labeurs. Permettez donc, cher et honoré Maître, que j'inscrive votre nom à côté de celui que j'affectionne le plus en ce monde.

A. MARCELLIN.

A mes deux fidèles amis ,

François CORPORANDY ,

Bachelier de l'Académie de Turin ,

&

Edmond BATIGNE ,

Aide d'anatomie et Lauréat de la Faculté de médecine
de Montpellier.

Nos trois cœurs n'en font qu'un.

A. MARCELLIN.

> Les difficultez et l'obscurité ne s'apperceoivent en chascune science, que par ceulx qui y ont entrée ;........ Moy, y treuve une profondeur et variété si infinie, que mon apprentissage n'a aultre fruict que de me faire sentir combien il me reste encore à apprendre.
>
> MONTAIGNE, *Essais. Livre III*, chap. *XIII (de l'expérience, page* 265, *éd. Charpentier.*)

MESSIEURS,

Les articulations les plus exposées à se luxer sont, sans contredit, les articulations orbiculaires, dont l'épaule et la hanche façonnées sur le même moule, selon l'expression de Vicq-d'Azyr et Dumas, sont le plus parfait modèle. Quoique la seconde y soit moins sujette que la première, circonstance due, comme

le dit Richerand dans son Traité de physiologie, « à ce
» que la nature a fait prédominer la force dans la
» structure des extrémités inférieures, tandis qu'elle
» a sacrifié cette qualité à la facilité, à la précision,
» à l'étendue et à la promptitude des mouvements,
» dans la construction des membres supérieurs », son
étude, à ce point de vue, ne doit pas moins être de
quelque intérêt.

Notre jeunesse dans la science n'aurait pu nous
permettre, vous le pensez bien, de traiter l'histoire
complète des déplacements dont l'articulation coxo-
fémorale est susceptible ; aussi avons-nous voulu
restreindre les limites de notre travail, en nous bor-
nant à reproduire à grands traits ce que nos lectures,
appuyées par les notes recueillies aux savantes leçons
de M. le Prof⁻ Alquié, ont pu nous suggérer sur la
luxation ovalaire, dont un cas tout récent s'est offert
à l'étude des stagiaires de la clinique chirurgicale.
Nous avons cru bon de diriger nos efforts sur cette
question, et d'étayer nos recherches d'une observation prise avec d'autant plus d'exactitude, que
nous nous sommes constamment souvenu qu'Hippo-

crate fait consister en elle tout l'art du médecin :
Ars tota medica in observationibus.

Ainsi circonscrite, notre tâche est encore bien au-
dessus de nos forces, et nous craindrions que notre
insuffisance nous empêchât de la remplir selon nos
désirs et de manière à satisfaire nos auditeurs, si
nous ne savions qu'un premier essai, surtout après
deux années d'études, a plein droit à l'indulgence
de ceux qui sont les juges de nos intentions. Si les
imperfections fourmillent dans ce travail, nous
croirez-vous indigne d'excuse, si vous songez,
Messieurs, qu'en le rédigeant, nous avons toujours
eu présent à l'esprit, pour nous consoler, le langage
de Buisson, dans son Traité de la division la plus
naturelle des phénomènes physiologiques? « Lors-
» qu'on est encore à prouver son instruction, on ne
» peut pas prendre le ton de ceux qui ont le droit
» d'instruire. »

Afin d'élucider autant que possible notre sujet,
qu'il nous soit permis de donner tout d'abord quelques considérations générales sur la lésion qui doit
en constituer l'essence. Après l'avoir définie, nous

parlerons ensuite successivement de l'étiologie, des symptômes, du diagnostic, de l'anatomie pathologique, du pronostic, et enfin du traitement. L'observation du malade qui est passé sous nos yeux résumera ces divers paragraphes, tout en leur servant de point d'appui.

ESSAI

sur

LA LUXATION OVALAIRE, TRAUMATIQUE, RÉCENTE,

DE LA TÈTE DU FÉMUR.

I.

CONSIDÉRATIONS SUR SA FRÉQUENCE.

De tout temps les auteurs se sont occupés avec le plus grand soin de cette luxation; aussi les notions qui nous sont transmises par eux sur son compte ne diffèrent-elles guère que sur la manière de la réduire. Son mode de production, son type caractéristique, ses effets, ses conséquences sont presque partout

invariables dans leurs livres. Il n'en est point ainsi
du nom.

Tour à tour appelée *luxatio in interiorem partem*,
inferior et anterior, luxation en bas et en dedans,
dans la fosse ovale (1), ovalaire, sur le trou ovale,
ischio-pubienne, en bas et en avant, sous-pu-
bienne, etc., par Hippocrate, Celse, Callisen,
J.-L. Petit, Boyer, Delpech, Astley Cooper, Nélaton,
Gerdy, Malgaigne, Vidal de Cassis, etc., elle a été
considérée, surtout par le Père de la Médecine (2) et
Amb. Paré (3), comme la plus fréquente de toutes
celles dont l'articulation coxo-fémorale peut être
atteinte. Des raisons tirées de la disposition anatomique de quelques-unes des parties, les ont engagés
à émettre cette idée. Ainsi ils se basent : sur la
moindre profondeur de la cavité cotyloïde (4), dans
sa partie inférieure, sur l'échancrure qu'elle présente

---

(1) Cette fosse a environ 0,07 de diamètre longitudinal
et 0,45 de diamètre transversal. Ses dimensions varient
avec le sexe.

(2) Hippocrate, traduit par Littré. Paris, 1844.

(3) Amb. Paré. OEuvres complètes. Paris, 1628.

(4) Cette cavité, dont la calotte d'enfant de chœur nous
reproduit assez fidèlement la forme, a de 5 à 6 centimètres dans tous les sens. Sa profondeur varie entre
22 et 31 millimètres, d'après les recherches de M. Malgaigne.

dans cette région de son rebord (1), sur l'insertion du ligament rond (2), presque dans la partie la plus déclive de cette même cavité, et sur le peu de résistance de la capsule orbiculaire, à la partie interne de l'articulation.

Il est vrai qu'à considérer la fréquence des chutes sur les jambes écartées, on pourrait croire qu'ils ne sont point dans l'erreur; mais, comme le fait très-bien remarquer M. Vidal de Cassis (3), « il y a en nous un sentiment instinctif qui nous porte à éviter cette lésion par le rapprochement des membres inférieurs. » Boyer, Delpech (4) et tous les grands praticiens qui les ont suivis s'accordent, au contraire, à dire qu'elle est assez rare. M. le Prof^r Alquié ne l'a vue que deux ou trois fois depuis qu'il dirige, six mois de l'année, le service de chirurgie à l'hôpital St-Éloi.

---

(1) Cette échancrure, désignée sous le nom d'ischio-pubienne, correspond au trou ovale. Sa largeur est de 31 à 32 millimètres, sa profondeur de 15 à 16 millimètres.

(2) Il peut manquer quelquefois par vice primitif de conformation.

(3) Vidal de Cassis. Pathologie externe (4me édition), tom. II, p. 562.

(4) Delpech. Précis élémentaire des maladies réputées chirurgicales, t. III, p. 109.

II.

DÉFINITION.

La luxation ovalaire traumatique est une maladie chirurgicale dans laquelle la tête du fémur, chassée par une cause violente de la cavité cotyloïde, vient se loger au-dessous de la branche horizontale du pubis, au niveau de la fosse ovale.

Cette définition semblerait faire pressentir que nous n'admettons pas ici de luxation incomplète ; qu'il nous suffise, pour nous justifier, de dire que Malgaigne en cite un cas relatif à un jeune homme qui, étant tombé d'une certaine hauteur, les jambes dans l'abduction, sentit, au côté interne de la cuisse, une tumeur osseuse qu'il fit disparaître par la seule pression qu'il exerça sur elle. La réduction se serait-elle si facilement opérée si la cavité cotyloïde et la tête fémorale avaient totalement perdu leurs rapports? Il n'aurait pu évidemment en être ainsi.

La possibilité d'une luxation incomplète n'est donc pas douteuse : du reste, des faits d'anatomie pathologique sont venus confirmer cette assertion. Manec en a montré un exemple, en 1827, à la Société anatomique (1). Toutefois, hâtons-nous de le dire, les opinions diverses émises par les auteurs, sur son existence, sont pleinement justifiées par sa rareté.

III.

ÉTIOLOGIE.

Nous diviserons les causes de la luxation ovalaire en causes éloignées et en causes efficientes.

Les *causes éloignées* nous sont spécialement fournies par des considérations anatomiques. Il serait de notre devoir de rappeler ici, assez longuement même, quelles sont les parties constituantes de l'articulation coxo-fémorale, ses accessoires ou agents protecteurs; mais nous craignons que notre travail dépasse les limites voulues ; nous nous bornerons donc à dire un mot sur ce qui peut nous intéresser plus particulièrement dans les diverses phases de notre dissertation.

Quelques chirurgiens, au sujet des causes éloignées, parlent de la direction oblique de la cavité cotyloïde. Si l'on examine sa conformation, on voit que leur

(1) Dans ce cas, on remarquait sur la tête fémorale un sillon provenant de son contact prolongé avec le rebord cotyloïdien.

opinion n'est pas dépourvue de fondement ; elle est, en effet, tournée en dehors et en bas, et regarde un peu en avant. D'autres, s'appuyant sur ce que le ligament inter-articulaire ne s'insère pas tout-à-fait à la partie supérieure de la tête du fémur, ont prétendu, quoi qu'en ait dit Galien (1), qu'il n'exerçait aucune action sur le maintien de cette éminence dans sa cavité, et qu'elle pouvait se déplacer sans résistance de sa part ; nous reviendrons sur cette opinion à propos de l'anatomie pathologique. D'autres enfin, comme nous l'avons dit dans les considérations sur la fréquence de la luxation ovalaire, ont fait jouer un rôle à l'inégalité d'épaisseur du manchon fibreux, et au peu d'obstacle que peut opposer aux déplacements le ligament qui, comme un pont, s'étend au-dessus de l'échancrure inférieure de la cavité cotyloïde.

Comme cause éloignée, nous citerons encore, chez certaines personnes, les maladies antérieures de l'articulation ayant entraîné la laxité de tous les tissus environnants, la fracture des rebords cartilagineux de la cavité cotyloïde, la paralysie musculaire (myopathie des Allemands), l'état de repos de ces agents, état que l'on doit considérer comme une

---

(1) Galien. *De causis morborum. Cap. X.*

faiblesse relative ; et si alors les muscles se trouvent surpris à l'improviste par une cause extérieure, l'instinct, cette faculté de la force vitale qui est peu développée chez l'homme, n'a pas le temps de réagir, et la force du muscle ne peut faire face à l'impulsion reçue ; enfin nous noterons encore l'obliquité du col du fémur dont M. Chassaignac (1) a fait une étude approfondie. Il est évident que, plus cette obliquité sera considérable, et moins la tête fémorale aura de chemin à faire pour produire le déplacement.

Parmi les *causes efficientes*, nous placerons :

1° Les efforts d'abduction combinés à la rotation en dehors. Dans cette circonstance, si l'écartement du fémur est poussé assez loin, la face supérieure du col de cet os vient arc-bouter contre la partie externe et supérieure du rebord de la cavité coty-loïde devenue alors le point d'appui d'un levier du premier genre représenté par le fémur dont l'extré-mité inférieure serait soumise à l'action de la puis-sance, tandis que la résistance est représentée par

_____

(1) Chassaignac. De la fracture du col du fémur. Paris, 1835.

L'axe du col du fémur forme, avec celui du corps du même os, un angle obtus ouvert en dedans de la cuisse ; à l'état normal et dans l'âge adulte, le sinus de cet angle varie de 0 à 91 ou 93 degrés.

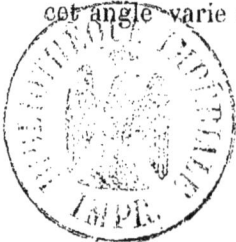

2

la capsule articulaire qui, vivement pressée, se déchire et laisse passer la tête de l'os. Dans le tome V des Mémoires de l'Académie de chirurgie (1), on trouve un exemple de luxation ovalaire produite chez une femme en lui écartant les cuisses pendant un accouchement.

2° Les chutes sur une jambe écartée. Dans ce cas, le fémur est transformé en partie par la contraction des muscles adducteurs, pectiné, droit interne, obturateur externe, etc., en un levier du troisième genre dont le point d'appui est son extrémité inférieure rendue fixe ; la puissance serait appliquée à la partie interne et moyenne de la cuisse, et la portion interne et inférieure de la capsule contre laquelle se place la tête du fémur représenterait la résistance.

3° La luxation ovalaire peut aussi se produire pendant un mouvement d'extension forcée. Les tours de gymnastique exécutés par des sujets peu exercés l'ont engendrée quelquefois. Dans tous les cas, il faut, comme je l'ai dit précédemment, que l'extension soit unie à la rotation de la jambe en dehors.

4° Les coups portés sur la région trochantérienne. Il faut évidemment, pour que la luxation ait lieu dans cette circonstance, que l'axe du fémur ne soit

---

(1) Mémoires de l'Académie de chirurgie. T. V, p. 804.

pas parallèle à l'axe du corps; car, s'il en était autrement, l'effort de la cause luxante viendrait se briser contre la voûte de l'articulation, et l'os pourrait se fracturer au lieu d'être luxé.

5° Les chutes sur les pieds, les cuisses étant dans l'abduction; les écarts en sautant.

6° La chute d'un corps lourd sur le membre inférieur ou le bassin, le fémur étant dans l'abduction. Tel est le cas qui a motivé le sujet de mon observation. Des individus, pris par un éboulement, se sont vus, sous cette influence, atteints d'une luxation ovalaire.

7° La chute d'une jambe dans un trou, tandis que l'autre reste fixe sur le bord. On en trouve un exemple dans les Mémoires de l'Académie de chirurgie.

IV.

SYMPTOMES.

Ce n'est que par un examen attentif que l'on pourra constater tous les signes caractéristiques de la luxation ovalaire; arrêtons-nous-y donc un instant.

Basé sur la division que Nélaton (1) en donne dans

---

(1) Nélaton. Éléments de pathologie chirurgicale, t. II, p. 441.

son Traité de chirurgie, nous étudierons successivement :

1° La déformation de la hanche.

2° L'attitude du membre.

3° La variation de longueur du fémur.

4° Les troubles fonctionnels.

Au lieu d'un croissant régulier, la fesse offre à sa partie moyenne un angle légèrement obtus ; son pli est plus bas qu'à l'état normal. La saillie trochantérienne a disparu par suite du transport du trochanter en dedans et en bas. De là l'aplatissement de la région fessière du côté malade, aplatissement quelquefois si considérable, que M. Bonnet (1) dit avoir pu constater au toucher le ligament rond au fond de la cavité cotyloïde.

La cuisse est dans une abduction très-prononcée due à la tension des fessiers et surtout du couturier, la jambe légèrement fléchie. Le membre tout entier repose sur son côté externe, et forme un angle aigu avec l'axe du corps. La malléole interne est devenue antérieure, et le pied du côté malade regarde par sa face postérieure le bord interne de celui du côté opposé ; la pointe du pied est donc tournée en dehors, parce que les muscles grand fessier, carré crural, ob-

(1) Bonnet. Maladies des articulations. Lyon, 1845.

turateur interne , pyramidal , qui font exécuter au
fémur le mouvement de rotation en dehors, sont
distendus.

Le trou ovale dans lequel a été se loger la tête de
l'os, situé, avons-nous dit, au-dessous de la branche
horizontale du pubis, au-dessus de la tubérosité de
l'ischion, en dehors de la branche ischio-pubienne
ascendante et descendante, est par conséquent au-
dessous de cette cavité, où, selon le Professeur
Serres , a lieu, dans le jeune âge, le travail ostéogé-
nique des pièces constitutives de l'os coxal. Donc ,
si l'on compare le membre malade avec celui qui est
sain, mis dans une position à peu près semblable à
la sienne, il doit y avoir allongement pour le premier. La différence est ordinairement de 4 ou 5
centimètres, d'autres disent plus ; mais peut-être
n'ont-ils pas tenu compte d'une conformation anor-
male du bassin. Du reste , il est facile de se fixer
sur cette question en mesurant la distance qu'il y a
entre le point le plus élevé de la cavité cotyloïde et
le point le plus élevé de la fosse ovale, mensuration
que l'on doit effectuer sur plusieurs os coxaux afin
de n'être pas induit en erreur par les variations anatomiques.

La présence de la tête fémorale dans le trou obturateur est facilement appréciable au toucher. On
sent, en effet, une tumeur dure, arrondie, à la partie

supérieure et interne de la cuisse, au-dessous de l'aine, tumeur en dehors de laquelle le doigt sent les battements de l'artère fémorale. Ainsi placée au-dessous des muscles de la partie interne et supérieure de la cuisse, qui s'insèrent à la branche descendante du pubis, la tête de l'os soulève ces muscles et leur fait présenter une convexité.

Notons encore l'inclinaison du tronc à laquelle A. Cooper (1) attache une si grande importance au point de vue du diagnostic, et qu'il attribue à la tension du muscle psoas iliaque ; et l'acuité de la douleur résultant du traumatisme auquel le membre a été soumis.

La jambe luxée permet quelques légers mouvements dans le sens de sa déviation. L'adduction, l'extension et la rotation en dedans sont impossibles ; et si on veut tâcher de les faire exécuter au malade, ce n'est qu'au prix des plus cruelles douleurs dues à la tension des muscles fessiers et rotateurs en dehors.

Quant aux symptômes dont nous aurions encore à nous occuper, et qui se rapportent plus spécialement aux luxations anciennes, nous ne saurions mieux faire qu'en reproduisant le passage du livre

---

(1) A. Cooper. OEuvres chirurgicales, traduction de Chassaignac et Richelot.

de Boyer (1), qui leur est relatif : « Quand on met
le malade debout , l'extrémité inférieure du côté
luxé étant plus longue que celle du côté opposé, ne
peut lui devenir égale que par la flexion du genou ;
et si le malade veut étendre la jambe, il faut qu'il
la porte en devant ou qu'il la jette de côté. Le même
excès de longueur dans le membre luxé fait que le
malade , en marchant , est obligé de jeter le pied en
dehors et de lui faire décrire un arc de cercle pour
le passer aisément devant l'autre ; enfin le malade
appuie toute la plante du pied en même temps
lorsqu'il marche, parce que l'extrémité , déjà trop
longue, le deviendrait encore davantage si le bout
du pied ou le talon posaient d'abord à terre. »

V.

DIAGNOSTIC.

Une fois les symptômes d'une maladie reconnus,
il est encore indispensable de la distinguer de celles
qui ont avec elle quelque ressemblance, afin de
poser un diagnostic exact et précis ; car, sans lui,
comme le dit Louis, « la théorie est toujours en

---

(1) Boyer. Traité des maladies chirurgicales, t. IV ,
p. 285.

défaut et la pratique souvent infidèle. » La luxation ovalaire traumatique et récente ne peut guère être confondue qu'avec :

1° Une fracture du col du fémur. Il est évident, en effet, que si la fracture a lieu plus bas, elle sera facile à reconnaître ; mais le col ayant des rapports immédiats avec l'articulation elle-même, et du gonflement existant, il faut un examen très-attentif pour ne pas se laisser induire en erreur et profiter du moment où la réduction offre le plus de chances de succès. Voyons donc quelles sont les différences :

Dans la fracture, le membre perd presque toujours plus ou moins de sa longueur ; il n'y a jamais allongement. Dans la luxation sur le trou ovale, au contraire, l'allongement est constant.

Dans la solution de continuité de l'os, le membre peut être facilement remis à sa longueur normale ; dans la luxation, ce n'est qu'avec de grands efforts.

Les mouvements de flexion, d'adduction et de rotation passifs, quoique douloureux, peuvent avoir lieu dans la fracture ; dans la luxation, ils sont impossibles.

Si la rotation du membre en dehors qui se rencontre presque toujours dans la fracture du col, comme dans la luxation ovalaire, peut occasionner de graves méprises, même aux praticiens comme

Lisfranc, la constatation de la tumeur osseuse existant au-dessous de la région inguinale, la possibilité de faire mouvoir dans ce point la tête du fémur, comme l'a très-bien fait remarquer Rognetta dans la Gazette Médicale (1), suffiront pour faire dissiper les erreurs.

La crépitation produite par le chevauchement des fragments de la solution de continuité est un signe permanent dans la fracture; rien de pareil ne s'observe dans la luxation. Enfin, si cela pouvait avoir quelque influence sur le diagnostic, nous dirions que la fracture du col du fémur atteint les personnes âgées, et la luxation, au contraire, les sujets jeunes et vigoureux.

2° On a quelquefois confondu une luxation avec une contusion; mais il sera toujours facile de les distinguer, si l'on sait que, dans la dernière, le membre est dans sa position naturelle, que les divers mouvements normaux s'exécutent, et que nulle part la saillie de la tête fémorale ne se fait sentir.

Nous pourrions dire un mot de l'entorse; mais ses caractères sont trop différents de ceux de la luxation pour qu'on puisse les confondre.

_____

(1) Année 1834.

Quant à la distinction entre la luxation spontanée et la luxation traumatique, elle doit se tirer principalement des antécédents du malade : du reste, nous n'avons pas à nous occuper de la première.

VI.

ANATOMIE PATHOLOGIQUE.

Le fémur, en s'éloignant de l'os coxal et troublant les rapports naturels des surfaces articulaires, ne peut que produire des désordres d'autant plus graves que l'énergie du corps extérieur aura été plus considérable. C'est l'étude de ces troubles amenés par le *déboîtement*, pour me servir d'une expression vulgaire, qui constitue l'anatomie pathologique. Examinons successivement les modifications anatomiques produites par le traumatisme sur le ligament rond, le bourrelet cotyloïdien, la bourse synoviale, la capsule fibreuse, les muscles, vaisseaux et nerfs.

Galien, A. Paré, A. Cooper disent dans leurs écrits que le ligament rond doit toujours être rompu ; d'autres, et J.-L. Petit est de ce nombre, prétendent que cela n'a lieu que rarement. Nous aurions vivement désiré pouvoir produire sur un cadavre une luxation ovalaire pour nous assurer de la vérité ; mais le petit nombre de sujets qui nous ont été distribués à l'École pratique a été assez restreint pour qu'il ne nous fût pas permis de sacrifier une partie d'un membre à des expériences. Quoi qu'il en soit, il ne nous paraît pas étrange, avec Delpech (1), que des cas se soient présentés où le ligament intra-articulaire, déprimant le pont fibro-cartilagineux qui passe au-dessus de l'échancrure ischio-pubienne, ait pu s'allonger sans rupture. M. Bonnet a démontré, par des expériences faites dans les amphithéâtres de Lyon, que cela pouvait avoir lieu, mais que l'intégrité du ligament n'est pas complète, car l'épaisseur, partout la même à l'état normal, est alors moins considérable à sa partie moyenne.

Le bourrelet cotyloïdien est déprimé sur l'échancrure inférieure par le passage de la tête du fémur, tandis que le cartilage qui revêt cette tête reste intact.

La membrane synoviale est endommagée.

La capsule articulaire ou manchon fibreux présente une fente longitudinale dans quelques cas ; d'autres fois transversale, frangée, ayant la forme d'une boutonnière d'une étendue variable : toutefois, tout

----

(1) *Loc. cit.*, p. 110.

en admettant, avec Desault (1), que l'ouverture puisse
être très-petite et mettre obstacle à la réduction (2),
nous croyons, avec Boyer, A. Cooper et les auteurs
du *Compendium* de chirurgie, que cette circonstance doit être très-rare. La déchirure de la capsule
a lieu presque toujours à la partie inférieure et interne de sa surface.

Voyons maintenant quels sont les rapports que la
tête fémorale, en se portant dans le trou obturateur,
affecte avec les muscles, et quels sont les troubles
qu'elle produit parmi eux :

La tête du fémur va se placer, soit entre le ligament obturateur et le muscle obturateur externe,
soit, selon Nélaton, au-dessus de ce muscle. Les
fessiers, le pyramidal, les jumeaux, les obtura-
teurs et le carré crural sont allongés et tendus par
l'éloignement de leurs points d'insertion ; les adducteurs sont allongés aussi et forment une espèce de
corde qui s'étend depuis le pubis jusqu'au-dessous
de la partie moyenne de la cuisse.

Les gros vaisseaux ne sont jamais intéressés
dans cette luxation ; l'ecchymose ne provient que
de la déchirure de quelques petites veines.

---

(1) Desault. OEuvres chirurgicales.
(2) Delpech (*loc. cit.*, p. 112) déclare cet accident
impossible.

Quant à la lésion des filets nerveux , nous verrons plus tard ce qu'en disent les auteurs.

VII.

PRONOSTIC.

Le pronostic de la luxation ovalaire doit évidemment varier :

1° Avec la nature de la luxation. Il est certain, en effet , que si la luxation est incomplète , les craintes ne seront pas sérieuses ; le moindre effort mettra ordre aux surfaces pour un instant séparées.

2° Selon que la luxation est récente ou ancienne. Nous ne parlerons que de la première. Le titre de notre travail nous empêchant de nous appesantir sur la deuxième, nous dirons seulement qu'on ne pouvait presque jamais la réduire autrefois (*Vetustæ luxationes nunquàm vel difficillimè sanantur* , dit Munnicks , professeur à l'Université d'Utrecht (1)), mais qu'aujourd'hui l'emploi du chloroforme fait que, quoiqu'avec peine, on peut cependant arriver à la réduction , surtout si la luxation ne date pas de trop long-temps.

_____

(1) Mémoires de l'Académie de chirurgie , t. V, p. 846.

Une luxation récente a pour elle presque toutes les chances de guérison ; il y a pourtant des cas dans lesquels les tentatives n'ont amené aucun résultat avantageux. MM. Velpeau et Gerdy (1) en citent un exemple.

Duverney avance qu'elle est presque toujours suivie d'une ankylose, conséquence des violences éprouvées par les muscles.

De La Mothe parle d'une claudication opiniâtre variant selon que la luxation a été réduite ou non, mais ayant une existence constante.

Boyer et J.-L. Petit considèrent la luxation ovalaire comme la moins dangereuse de toutes celles dont l'articulation coxo-fémorale peut être atteinte : « elle est cependant quelquefois plus difficile à ré- » duire que les autres, ajoute ce dernier ; mais, » lors même qu'on n'a pu en faire la réduction, le » malade ne laisse pas de marcher, l'os s'accommo- » dant à la nouvelle cavité qu'il occupe, et un tra- » vail d'ossification s'effectuant pour la compléter, » tandis que l'autre tend à s'oblitérer. » Ceci, dit M. Vidal de Cassis, doit être opposé à l'empressement de certains chirurgiens qui veulent réduire les luxations, fussent-elles encore plus anciennes (2).

(1) Vidal (de Cassis), *loco cit.*, pag. 448.
(2) Vidal (de Cassis), *loco cit.*, p. 655.

Nous n'entrerons pas ici dans toutes les discussions qui ont eu lieu pour fixer l'époque à laquelle une réduction devient impossible ; bornons-nous à dire qu'on n'est pas encore fixé à ce sujet : les uns mettent pour terme quelques semaines ; d'autres assurent avoir pu réduire plusieurs années après la production de la lésion.

Somme toute , nous appuyant sur l'opinion de J.-L. Petit , de Boyer , d'A. Cooper , nous pensons que , si les complications ne viennent pas l'aggraver , le pronostic de la luxation ovalaire n'est pas très-fâcheux ; que si , au contraire , des abcès profonds , par exemple , se forment autour de l'articulation , un décollement considérable peut avoir lieu , et la mort devient alors presque inévitable. Nous reviendrons, du reste , là-dessus , lorsqu'il sera question des accidents.

VIII.

TRAITEMENT.

La luxation ovalaire traumatique est une maladie éminemment chirurgicale, incompatible, soit avec la santé de l'individu si des complications surviennent, soit avec la régularité des formes de l'être vivant si son organisme s'accoutume sans troubles sérieux à ce genre de lésions. Il faut ici évidemment que la

main du chirurgien supplée à l'impuissance de la
nature en s'exerçant sur le membre malade dans un
but curateur. L'opération est donc nécessaire.

Préparer le malade à la réduction, ou, pour mieux
dire, lutter contre la résistance musculaire, réduire
l'os luxé, le maintenir solidement en place lorsqu'il
est réduit, prévenir les accidents, les combattre avec
énergie s'ils existent déjà, telles sont les indications
générales auxquelles il faudra songer. Passons-les
tour à tour en revue.

LUTTER CONTRE LA RÉSISTANCE MUSCULAIRE.

Dans la luxation sur la fosse ovale, le premier
obstacle qui vient contrarier les manœuvres de l'opé-
rateur est la résistance musculaire, résistance qui
est en rapport avec l'énergie vitale du sujet. En
serons-nous étonnés si nous considérons la force et
la multiplicité des muscles qui entourent l'articulation
coxo-fémorale? Qui oserait d'ailleurs douter de la
puissance de l'agent contractile, s'il se souvient que
Damiens et Ravaillac (1), attachés à quatre chevaux

(1) Ravaillac naquit à Angoulême en 1579. Obsédé de
prétendues visions, il crut faire un acte méritoire en
assassinant Henri IV, le 14 Mai 1610. En punition de son

lancés dans divers sens, rendirent long-temps in-
utiles, en contractant leurs muscles, les tractions
de ces animaux ?

Mettre le système musculaire dans les conditions
les plus favorables pour qu'il s'oppose le moins
possible à la réduction, doit donc être la première
idée du chirurgien. Il doit porter sur ce point une
attention d'autant plus soutenue que les difficultés
s'y succèdent et s'y accumulent ; car, dit M. le
Professeur Courty (1) dans sa thèse sur l'emploi
des moyens anesthésiques , « la contraction est
» d'autant plus difficile à vaincre, que la réduction,
» en exagérant la douleur, détermine une nouvelle
» réaction dans cet état de raccourcissement per-
» manent. »

Les moyens successivement employés pour obvier
aux causes nombreuses d'insuccès, en diminuant la
vitalité des muscles, reposent tous sur la connais-
sance de la structure de ces agents de la motilité
ou des causes qui mettent en jeu leur dynamisme. Les

crime, il fut condamné à être écartelé le 27 Mai suivant.
Damiens frappa (en 1757) le roi Louis XV d'un coup
de couteau au moment où ce prince sortait du château
de Versailles pour monter en voiture. Il dut subir sur la
place de Grève, à Paris, la même peine que son co-régicide.
(1) Thèse de concours, p. 108.

uns regardent principalement l'élément vasculaire : telle est la saignée que quelques chirurgiens français conseillent de pousser jusqu'à la syncope, en la répétant ; d'autres s'adressent à l'élément nerveux ; tels sont : les bains, que les uns ordonnent tièdes, d'autres très-chauds (Astley Cooper et les auteurs du *Compendium* de chirurgie sont de ce nombre), des applications sédatives ou émollientes, les bains de vapeur, les onctions avec la pommade belladonée, l'usage intérieur des opiacés. L'opium, en effet, peut être très-utile si, donné à dose somnifère, on saisit le moment de son action pour réduire. On a pu aussi tirer un bon parti du tartre stibié à 0,05 dans une potion, et de la faiblesse symptomatique qui accompagne les nausées. On a été même jusqu'à conseiller l'ivresse ; elle peut incontestablement être utile pour diminuer, soit la douleur, soit la contraction, comme nous l'avons ouï dire à M. Courty dans ses leçons. Le baron Boyer en cite un exemple relatif à un voiturier.

Je parlerai encore d'un moyen purement moral qui a été employé avec succès par Dupuytren, et qui consiste dans des interpellations brusques adressées au malade dans le but de détourner son attention, de rompre, en un mot (pour me servir d'une expression de M. Lordat), l'alliance qui existe pendant

la veille entre les deux puissances de notre dynamisme. Dupuytren, dit M. Vidal de Cassis, est celui
qui, en chirurgie, a fait le meilleur usage de l'apos-
trophe.

Morel Lavallée cite, dans la Gazette des Hôpitaux
(1848), un cas de luxation ovalaire dans lequel,
manquant de chloroforme, il put arriver à une réduction que l'action des forces réunies de neuf
hommes n'avait pu opérer. Voici la ruse qu'il em-
ploya : tandis que le blessé était assujetti par le
restant des aides, l'un d'eux, à l'insu du malade,
sortit avec la mission de rentrer un instant après en
criant que la maison prenait feu. « Ma ruse eut le
» succès que j'en attendais, ajoute ce chirurgien ;
» car, lorsque combinant mon action avec la nou-
» velle, je fis une extension dans l'abduction, mon
» pied appuyé sur le bassin faisant la contre-ex-
» tension, la tête se déplaça et la luxation fut
» aussitôt réduite. »

Le traitement des luxations aurait encore droit à
une grande place parmi les améliorations enfantées
par le génie chirurgical, si, dit M. Bouisson, « la
» découverte de la méthode anesthésique n'avait
» changé la face de la science sur ce point. Elle
» s'est présentée avec des avantages si évidents
» qu'il ne s'est pas élevé de sérieuses contestations
» sur la réalité du profit qu'on pouvait en tirer pour

» la réduction des luxations (1). » Pouvait-il en être
autrement, puisque, « outre qu'elle porte atteinte
» à la douleur, qu'elle met dans la stupeur l'esprit
» du malade, l'anesthésie agit encore énergique-
» ment sur les muscles ; car (ajoute le même auteur)
» toute influence qui se fait sentir sur la sensibilité
» et l'intelligence doit s'exercer aussi sur les mouve-
» ments qui sont les moyens de manifestation de
» ces facultés. » Nous aurons assez fait l'éloge de
l'éther et du chloroforme appliqués pour la première fois à la réduction des luxations (2) par
Parckmann en Amérique et par H. Larrey en France,
si nous laissons parler à ce sujet M. le Professeur
Courty, notre Président : « L'anesthésie est, du reste,
un moyen bien autrement puissant que la saignée, la
syncope, les interpellations ; elle a, de plus, l'avantage
d'empêcher les déchirures de vaisseaux et de fibres
musculaires et les accidents terribles qui en furent
quelquefois la conséquence (3). »

Nous nous permettrons donc d'être d'un avis con-

---

(1) Traité théorique et pratique de la méthode anesthésique, par M. le Professeur Bouisson, p. 458.

(2) Velpeau est le premier qui ait employé les vapeurs
anesthésiques pour réduire une luxation ovalaire.

(3) *Loc. cit.*, même page.

traire à celui de M. Vidal de Cassis, qui dédaigne l'usage du chloroforme, et prétend qu'on ne doit s'en servir que si la résistance des muscles a déjà rendu les premières tentatives de réduction in fructueuses.

Quelques chirurgiens ont voulu s'occuper de doser goutte par goutte le liquide employé pour produire l'anesthésie. Les partisans de cette précision mathématique n'ont fait que donner à ce sujet des règles incertaines; nous ne saurions mieux faire que de nous fixer sur ce point, en terminant ce paragraphe par la citation de ces quelques lignes de M. Bouisson : « L'antériorité des effets de l'éther sur la faculté de sentir est un fait majeur dont les applications n'appartiennent pas seulement à la physiologie, mais font reconnaître leur importance dans la pratique chirurgicale. Pour nous borner à un exemple : n'est-ce pas de ce fait que l'on déduit la conduite à tenir lorsqu'il s'agit de réduire les luxations? S'il faut remettre en place un os luxé chez un sujet faible et sans résistance musculaire, on peut borner l'éthérisation au degré qui éteint la sensibilité sans la pousser jusqu'aux termes extrêmes de l'impuissance contractile. Si la même opération, au contraire, doit être exécutée chez un sujet vigoureux, il serait irrationnel de n'atteindre que le degré de l'insensibilité apparente, car cet état pourrait coexister avec la permanence de l'énergie musculaire ; il faut alors prolonger le narcostime éthéré jusqu'à ce que la stupéfaction annule la contractilité des muscles et détruise ainsi une résistance qui simplifie par sa disposition l'opération chirurgicale (1). »

RÉDUCTION.

On avait cru long-temps que la réduction était inutile vu la fréquence de la reproduction. Telle n'était pas l'opinion d'Hippocrate, et tous les chirurgiens ont marché aujourd'hui sur ses traces, de sorte qu'on n'hésite plus maintenant à réduire une luxation récente, lors même que le gonflement viendrait la compliquer.

Réduire, c'est l'action de combiner certains efforts propres à reporter la tête d'un os dans la cavité qu'elle a abandonnée ; c'est, selon l'expression de Celse, remédier à l'éloignement des os de leur place naturelle.

Trois manœuvres sont nécessaires pour arriver au résultat : l'extension, la contre-extension et la coaptation. Quoique nous sortions un peu des limites

(1) M. Bouisson. *Loc. cit.*, p. 238.

de notre sujet, qu'il nous soit permis de dire un mot de chacune d'elles.

L'extension consiste à tirer fortement avec les lacs ou mieux encore avec les mains la partie inférieure ou mobile d'un membre luxé pour ramener l'os déplacé au niveau de la surface articulaire qu'il occupait à l'état normal.

Heister prétend qu'elle doit être peu intense dans la réduction de la luxation en bas et en dedans. Son action doit avoir lieu dans le sens où s'est produit le déplacement, c'est-à-dire dans une direction formant un angle de 45° ou 50° environ avec l'axe du corps.

La contre-extension est une résistance relative et proportionnée qu'on oppose à la première en fixant solidement le bassin et la cuisse du côté sain ; elle sera d'autant plus efficace, dit le Baron Boyer, qu'elle sera appliquée plus loin de l'articulation.

Le résultat final de l'extension et de la contre-extension aidées d'un mouvement en haut et en dehors imprimé par le chirurgien, dans la luxation ovalaire, est la rentrée de la tête fémorale dans sa cavité : c'est la coaptation. Celse prétend que cette terminaison de l'opération n'est pas toujours suivie d'un bruit particulier, d'un claquement ; mais nous croyons qu'il existe presque constamment, ainsi que nous l'avons ouï dire à la clinique de M. Alquié.

La réduction a de tout temps occupé la sagacité des chirurgiens; aussi les procédés les plus divers, les machines les plus variées, les manœuvres les plus barbares ont-ils été tour à tour inventés. Hâtons-nous cependant de dire que la chirurgie moderne a montré en quelque sorte plus d'humanité, et a fait succéder à ces opérations théâtrales, comme le disait Hippocrate, des méthodes plus en rapport avec la civilisation de l'époque. La suspension, tant vantée par le Vieillard de Cos, le banc qu'il employait, l'échelle, le procédé de la porte, en un mot tout cet arsenal d'appareils effrayants des anciens a été remplacé par des moyens plus doux et moins décourageants pour la créature souffrante obligée de s'y soumettre.

Puisque leur barbarie exclut aujourd'hui de la pratique tous les procédés que nous venons de désigner, un mot sur ceux qui sont nouvellement mis en usage pour la guérison de la luxation qui nous occupe; mais, avant, qu'il nous soit permis de mentionner un moyen extrêmement curieux de réduction ovalaire, qu'Hippocrate nous dit avoir été employé par ses devanciers.

Il consistait à engager une outre vide très-haut entre les deux cuisses rapprochées et attachées au-

dessus des genoux. A l'aide d'un fort soufflet, ajoute
Léveillé de qui nous extrayons ces paroles, on in-
troduisait de l'air, et on se procurait ainsi une
puissance propre à chasser en dehors la tête
du fémur, à la rapprocher de sa cavité, et à opérer
la réduction (1).

C'est le XVIIᵉ siècle qui a commencé de donner
naissance aux réductions nouvelles et a généralisé
leur emploi. Ce n'est pas que nous adoptions tous
les moyens suivis depuis pour réduire la luxation
ovalaire ; car, pour n'en citer que quelques-uns,
quel est le chirurgien qui emploie aujourd'hui le banc
d'A. Paré, ou les machines de Scultet et de J.-L.
Petit ? A peine se sert-on encore, quand la luxation
est récente, des moufles de A. Cooper si utiles dans
les luxations anciennes, d'un grand usage autrefois,
et préconisées, il y a même peu d'années, par Nélaton. Le dynamomètre de M Sédillot, et qui règle
si ingénieusement les tractions qu'elles opèrent, n'a
pu généralement les faire préférer à l'action des
aides exercée avec intelligence. Aujourd'hui c'est à
l'adresse de ces derniers qu'on a le plus souvent
recours, à cause de la facilité et de la promptitude
avec lesquelles on peut se les procurer. La simpli-

(1) Léveillé. Nouvelle doctrine chirurgicale, t. II,
p. 130.

fication dans l'art de réduire est donc arrivée à sa plus grande perfection; toutefois on n'est pas parvenu à ce point sans de vives controverses, soit sur le point d'application des lacs, (et ce n'est presque qu'en cela que diffèrent les procédés de S. Cooper, de A. Cooper, de Dupuytren, de Delpech), soit sur le nombre de ces lacs, la direction dans laquelle ils doivent agir, le nombre d'aides à employer dans l'extension, la contre-extension, la position à donner au malade pendant qu'on opère. Les uns, en effet, le font coucher sur le côté sain; d'autres le placent dans le décubitus dorsal; d'autres enfin ont même pris des intermédiaires entre ces deux positions.

Les méthodes principalement employées aujourd'hui peuvent être réduites aux suivantes, qui sont remarquables par leur simplicité. Nous allons les décrire au long:

Dans la première, le malade est étendu sur une table garnie d'un matelas. Un drap plié en cravate, dont les deux bouts noués sont fixés à un anneau scellé dans le mur, ou attachés au haut du lit, non loin de la tête du patient, aura son plein appliqué entre les parties génitales et la partie supérieure de la cuisse saine, parties que l'on aura garnies de coton pour éviter les petites excoriations qui pourraient se montrer sous l'influence des tractions; ce premier lacs est destiné à la contre-extension.

Un autre drap plié de même aura son plein appliqué sur la partie supérieure et externe de la hanche du côté luxé ; ses deux bouts, passant l'un en avant , l'autre en arrière du tronc , seront confiés à des aides qui devront toujours tirer dans une direction perpendiculaire à l'axe du corps. Ce second est destiné à empêcher le bassin de s'incliner d'une manière trop considérable du côté où l'on fera l'extension. Pour remplir le même but , M. Alquié s'est servi des aides dont les mains tenaient fixes les épines iliaques antéro-supérieures des deux côtés.

Tout étant disposé, le chirurgien saisit la jambe du côté luxé afin de s'en servir comme d'un gouvernail , et fait commencer l'extension d'une manière graduée et sans secousses. Peu à peu , et sous l'influence de l'extension , le bassin se fléchira latéralement du côté luxé , et le membre se trouvera par rapport à lui dans la position qu'il occupait lors de l'accident ; l'extension continuant, la tête du fémur se déplacera. Alors le chirurgien fera exercer une traction sur le lacs perpendiculaire à l'axe du corps ; puis, à l'instant où il sentira qu'il en est temps , fera cesser tout d'un coup l'extension , en portant le membre dans la rotation en dedans, la tête devant en ce moment avoir regagné sa cavité.

C'est dans cette méthode que l'extension à l'aide

des moufles munies du dynamomètre a été le plus employée.

Dans la méthode italienne, le malade est couché en supination sur un matelas placé à terre ou sur une table ; plusieurs aides assujettissent le corps dans cette position ; le chirurgien saisit le membre luxé, le relève en l'air comme pour le fléchir sur le bassin ; il met par là en relâchement tous les muscles fémoro-pelviens ; ensuite, seul ou ensemble avec les mains d'un aide vigoureux et intelligent, il tire subitement ce membre en haut comme pour soulever perpendiculairement le bassin du malade en l'air ; en même temps il roule ce même membre sur son axe en le portant dans une direction opposée à celle où il se trouve par le fait du déplacement de l'os.

Cette méthode, due à Rognetta, se rapproche beaucoup de la méthode de la demi-flexion que nous allons décrire ; mais elle ne saurait lui être préférée. Les avantages de cette dernière sont si bien établis, que c'est presque à elle seule qu'on a recours aujourd'hui.

La méthode de la demi-flexion, dit M. Vidal de Cassis, date d'Hippocrate ; elle a été remise en vigueur par M. Laugier. Pouteau l'attribue à un chirurgien militaire nommé Maisonneuve (1). Voici

(1) Pouteau. Mélanges de chirurgie, tom. II, p. 225.

comment M. Laugier la décrit dans le Dictionnaire
en 30 volumes (1).

« Le malade fut laissé couché sur un brancard peu
élevé ; un aide, courbé sur ce dernier, retint le
bassin en appuyant les paumes des mains sur les
épines iliaques antérieures et supérieures ; un second
aide, placé du côté opposé à la luxation, augmenta
la flexion de la cuisse, et fit seul l'extension en
plaçant l'un de ses avant-bras sous le jarret, et l'autre
main sous la partie inférieure de la jambe, de manière
à s'en servir comme d'un levier pour attirer la cuisse.
Placé à genoux du côté luxé, je poussai le grand
trochanter avec la paume de la main droite ; la
luxation, qui datait de la veille, fut réduite en quelques secondes. »

On pourra reconnaître que l'on n'a pas opéré en
vain si le membre malade est parfaitement égal à
l'autre, c'est-à-dire si la distance qui sépare l'épine
iliaque antérieure et supérieure du bord supérieur
de la rotule est la même des deux côtés, si les
douleurs cessent, et que la possibilité des mouvements reparaisse. Il faut se garder toutefois d'abuser
de ce retour de la mobilité en faisant agir sans modé-
ration et trop tôt le membre dont on vient de réduire

(1) Article *hanche*.

la luxation; nous aurons assez fait entrevoir les inconvénients qui en seraient la conséquence si nous disons que la récidive est possible. Voyons par quels soins on peut l'empêcher.

MAINTENIR L'OS EN PLACE.

Les anciens chirurgiens, qui ont fait une étude approfondie du traitement des luxations, ont presque tous dirigé leurs recherches sur l'acquisition du meilleur moyen de les réduire. Mais, une fois réduite, la luxation sera-t-elle constante dans son rétablissement? Les tendances de la nature ne se concentreront-elles pas de nouveau vers cette partie faible de l'agrégat vivant? Telle est la question à laquelle doit amener une pratique bien entendue; aussi les grands maîtres les plus modernes, moins partisans de l'exclusivisme de leurs devanciers, s'en sont-ils occupés avec beaucoup de sagacité. Il répugne vraiment de trouver les noms de Duverney, de Petit, de Boyer, figurant parmi ceux de la première catégorie. Cette tendance à spécialiser était encore excusable dans un temps où l'anatomie ne fournissait que de vagues lumières à la question relative aux luxations; mais aujourd'hui les autopsies ont fait faire à la science ce progrès qu'elle désirait.

Monteggia et sir A. Cooper sont les premiers qui

aient pressenti la nécessité d'immobiliser le membre pour favoriser la réunion des organes déchirés. M. Malgaigne vint ensuite : « Je ne sais, dit-il, » comment il se fait qu'on a si peu appuyé sur ce » point dans les livres, tandis qu'à peine y a-t-il » quelque praticien un peu expérimenté qui n'ait » rencontré quelque cas de récidive dans sa pra- » tique (1). »

Mais : 1° dans quelle position le membre doit-il être ainsi maintenu ? Avec les auteurs du *Compendium* de chirurgie, nous dirons que la position qui s'éloigne le plus de l'état dans lequel la luxation avait placé le fémur est la plus favorable ; on empêchera par ce moyen, ajoutent-ils, l'extrémité articulaire de se porter du côté où les ligaments sont rompus, et, par conséquent, on préviendra tout déplacement ultérieur. C'est dans ce but que M. Alquié a opéré le rapprochement des deux membres au moyen de bandes circulairement placées, car l'abduction ayant présidé au déplacement, l'adduction devenait nécessaire afin de favoriser la cicatrisation de la partie antérieure du manchon fibreux, en mettant les bords de la déchirure en contact.

_____

(1) Extrait de l'ouvrage de Carron-du-Villards : Répertoire annuel de clinique médico-chirurgicale, 4e année, p. 456.

2º Combien doit durer l'immobilité du membre?

Si l'on songe que la tête du fémur, en sortant de la cavité cotyloïde, entraîne avec elle la rupture de la bourse synoviale dont le contenu vient lubréfier les bords de la solution de continuité et les parties environnantes, on concevra combien la réunion doit être tardive. Du reste, cette complication n'existerait-elle pas qu'il ne resterait pas moins établi que le tissu ligamenteux est le plus rebelle à se consolider. Que sera-ce si les déchirures musculaires se joignent à celles des ligaments? et, dans la luxation ovalaire, il est presque inévitable qu'il n'en soit pas ainsi. Un repos prolongé du membre est donc nécessaire.

Monteggia veut que le malade garde le lit pendant une ou deux semaines; A. Cooper se borne à quelques jours. Des faits d'anatomie pathologique ont un peu éclairci la question, et M. Robert en cite un ayant trait à la luxation ovalaire, exemple dans lequel il prétend n'avoir pas trouvé des traces bien manifestes de cicatrisation, au bout de seize jours, chez un malade qui succomba à la gravité de la lésion qui nous occupe. Trente-cinq ou quarante jours sont ordinairement nécessaires, d'après M. le Profʳ Alquié, chiffre qui s'accorde, du reste, avec les idées de Dupuytren qui, pour une luxation en bas et en dedans, ne laissait jamais marcher librement son malade avant cinquante jours, le séjour au lit devant durer de trente à trente-cinq jours; soixante jours seraient indispensables d'après M. Malgaigne.

Le spica de l'aine, que nous verrons employé par M. Alquié pour maintenir les deux membres dans le rapprochement, n'a pas toujours été le seul moyen mis en usage ; quelques chirurgiens, dans la luxation ovalaire , plaçaient une attelle au côté externe de la cuisse ; d'autres, et Amb. Paré surtout, conseillaient de mettre dans l'aine une petite pelote ; mais ces deux moyens sont aujourd'hui tombés en désuétude.

ACCIDENTS ET COMPLICATIONS.

La luxation ovalaire, comme d'ailleurs toutes les luxations de la hanche, peut être suivie et compliquée de diverses maladies qui viendront augmenter sa gravité et la feront résister plus long-temps aux efforts curateurs. L'inflammation, la douleur, l'infiltration sanguine, les abcès, les plaies, la gangrène, le tétanos, les fractures sont de ce nombre. Heureux encore si une fièvre opiniâtre ne vient pas augmenter le mal !

Elles sont produites, soit par les tiraillements et la déchirure qui résulte quelquefois des manœuvres que nécessite l'opération, soit par l'action directe de la violence extérieure qui a donné naissance à la luxation elle-même. Voyons tour à tour quelles sont les indi-

4

cations et contre-indications qui découlent de leur présence.

L'inflammation sera combattue avec succès par les sangsues ou les ventouses scarifiées que Bell préconise beaucoup dans ces cas (1). Long-temps on a cru qu'elle devait mettre obstacle à la réduction de toute luxation, même récente ; d'autres (et Desault et Dupuytren sont de ce nombre) pensaient que réduire c'était y mettre un terme. Il est généralement admis aujourd'hui qu'on doit opérer sans retard, à moins que l'inflammation ne soit excessive, et l'on sera convaincu du peu de temps qu'il faut perdre, si l'on considère avec quelle facilité les surfaces osseuses, anormalement rapprochées, contractent des adhérences. Le fémur (dit Delpech), après quelque temps, paraît comme cimenté avec le bassin ; on sait, du reste, combien on a été éclairé sur ce point par la pièce représentant une luxation ovalaire non réduite, trouvée au cimetière des Invalides, et que Moreau a présentée à l'Académie de chirurgie.

Des cataplasmes émollients laudanisés, des compresses imbibées d'une liqueur anodine, un régime sévère, des embrocations huileuses, des lotions avec

(1) Benjamin Bell. Cours complet de chirurgie théorique et pratique, tom. VI, pag. 154.

l'eau végéto-minérale, de concert encore avec les émissions sanguines locales, triompheront de la douleur et de l'infiltration sanguine.

Ajoutons encore, avant de parler des autres complications, que Ludovic Müller (*de luxationibus ossis femoris*) (1) vante beaucoup l'application d'un séton au bras, du côté opposé au mal, pour faire diversion des humeurs, dit-il. Ce moyen lui paraît d'autant plus efficace, qu'il croit lui avoir été redevable de la guérison des accidents consécutifs à une luxation ovalaire qu'il eut à l'âge de 8 ans, et dont une chute sur le flanc droit, dans la cour de récréation (*ludorum arena*), le rendit malgré lui possesseur. L'état actuel de la science ne nous permet pas d'adhérer à une semblable opinion; nous en rendons responsable son auteur.

Quant aux abcès, leur ouverture pour donner issue au liquide épanché nous paraît nécessaire; il ne faudrait pas toutefois qu'ils fussent trop profonds, car alors la crainte de l'entrée de l'air dans la cavité articulaire devrait, pour les vider, faire recourir à d'autres moyens.

Nous passerons sous silence la déchirure des gros vaisseaux, parce que cette circonstance n'a jamais

---

(1) Dissertation soutenue à Halle, en 1738.

été observée dans la luxation relative à notre sujet.

Nous ne dirons rien non plus de la rétention d'urine dont parle Laurent Heister, et qu'il attribue à la compression violente de quelqu'un des nerfs qui communiquent avec la vessie (1). Presque tous les auteurs nient, du reste, cette complication.

Le tétanos doit engager le chirurgien à s'abstenir de réduire, dit M. Fabre dans le tome XIII de la Bibliothèque du médecin praticien (2).

Si l'action de l'agent extérieur dont l'énergie produit la lésion qui nous occupe, la complique de plaie, il faut, après avoir réduit, favoriser sa disparition en réunissant par des pansements convenables les bords de la solution de continuité. La gangrène peut survenir, et, si son retour n'est pas prématuré, l'élimination du membre deviendra nécessaire.

Quelquefois une fracture accompagne la luxation ; et alors faut-il s'abstenir de réduire ; ou bien quelle est de ces deux maladies celle vers laquelle doivent se porter d'abord les efforts de l'art? Ici, comme au sujet de l'inflammation, les auteurs ont été en désaccord : les uns excluent tout-à-fait la réduction,

---

(1) Heister. Institutions de chirurgie, tom. I, p. 496. (Liv. III, ch. X.)

(2) Article *luxation*.

prétendant qu'après la guérison de la fracture elle est impossible (1); d'autres, et surtout A. Cooper, conseillent de réduire sur-le-champ, après avoir toutefois maintenu les fragments en rapport avec des attelles ou un bandage dextriné : les auteurs du *Compendium* de chirurgie ont mis en usage ce dernier moyen qui leur paraît très-avantageux. Quoi qu'il en soit, comme nous le dit fort bien George Delafaye dans ses Principes de chirurgie : « Si la fracture est si proche de » l'articulation qu'on ne puisse trouver entre les deux » une place suffisante pour faire l'extension et la contre-» extension, il faut réduire d'abord la fracture et » laisser former le cal avant de songer à une réduc-» tion. En attendant, ajoute cet auteur, pour entre-» tenir la fluidité de la synovie, on applique des » résolutifs et des fondants (2). »

---

(1) Tel est l'avis de M. Vidal de Cassis : « Je ne sais, dit ce chirurgien, si l'on pourrait citer un cas bien authentique de réduction d'une luxation de la tête du fémur, quand cet os a été fracturé un peu haut. »

(2) George Delafaye. Principes de chirurgie, p. 456.

IX.

OBSERVATION (1).

RÉDUCTION DEUX HEURES APRÈS L'ACCIDENT.

Sagnié (Pierre) (2), âgé de 27 ans, né à Sᵗ-Paul (Hérault), ne présente dans ses antécédents rien d'intéressant au point de vue de la lésion qui va nous occuper. Il faut noter seulement une difformité dans le membre inférieur droit qui est anguleux dans sa direction, de telle sorte que le genou est tourné en dedans tandis que la jambe s'écarte en dehors.

Le 19 Janvier, cet homme aidait à descendre d'une charrette un ballot de chiffons fait à la presse et pesant environ 280 kilogr. L'individu qui était sur la charrette l'ayant lâché, le ballot a glissé rapidement et

---

(1) Il n'eût peut-être pas été hors de propos, pour être plus complet, de reproduire ici, fidèlement, les *quelques* observations de luxation ovalaire, éparses dans les ouvrages ou journaux que nous avons dû consulter. Mais nous nous sommes toujours demandé de quelle utilité eût été pour nous cet exercice de copiste! Nous croyons cette lacune assez comblée par les efforts qu'il nous a fallu faire pour mener à bonne fin celle qui nous est propre.

(2) Ce malade était couché au nᵒ 53 de la salle Sᵗ-Barthélemy.

est venu frapper Sagnié sur la partie externe et
inférieure de la hanche du côté du membre inférieur
droit. Il tenait alors ce membre étendu et écarté de
l'autre, afin de mieux supporter le poids de l'objet
qu'on laissait aller vers lui insensiblement, tandis
qu'il le soutenait de la main droite. Le malade
assure qu'aussitôt il a senti le déplacement du
fémur, et qu'il a été jeté à terre sur le côté gauche.
On l'a relevé de suite pour le transporter à l'hôpital
Sᵗ-Éloi.

A midi, deux heures après l'accident, M. Alquié
voit le malade qui accuse de vives douleurs et tient
le membre inférieur droit dans la position suivante :
la cuisse est dans l'abduction, et on s'aperçoit
facilement que sa direction n'est pas normale ; elle
est très-oblique en haut et en dehors ; en outre,
elle repose par sa face externe sur le lit. La jambe
est fléchie sur la cuisse et repose également sur sa
face externe. Les mouvements sont impossibles, et
quand on veut les imprimer au membre, on fait
éprouver au malade des douleurs intolérables. Cependant on parvient à élever les deux genoux au
même niveau, les cuisses étant dans la même flexion,
et on constate, soit par la vue simple, soit en mesurant avec une bande, que la distance de l'épine
iliaque antéro-supérieure droite au bord supérieur
de la rotule du même côté dépasse cette même

distance, du côté opposé, d'environ 3 centimètres.
La saillie du grand trochanter a disparu; elle est
remplacée par un enfoncement considérable qui
s'étend sur la face externe de la cuisse jusqu'auprès
du condyle externe, en diminuant graduellement
pour dégénérer en un simple sillon. Au contraire,
entre le scrotum et la partie supérieure des muscles
de la région interne de la cuisse, on sent une tumeur
osseuse, arrondie, qui ne peut être que la tête du
fémur déplacée et logée à la partie externe de la
branche descendante du pubis et ascendante de
l'ischion, sur le trou ovale. De plus, à la partie postérieure de la cuisse, il faut noter une tumeur molle,
fluctuante et diffuse qui paraît tenir à un épanche-
ment sanguin.

M. Alquié se prépare à la réduction de la manière
suivante : un drap de lit plié en cravate est placé
entre le scrotum et la cuisse gauche, et ses extrémités ramenées en haut sont nouées à la partie
supérieure gauche du lit. Le malade est alors soumis
aux inhalations anesthésiques (1).

_____

(1) Pour ce malade, robuste et vigoureux, le chloroforme est choisi de préférence aux vapeurs d'éther et
surtout d'amylène. Ce dernier agent, tout récemment
employé pour la première fois en chirurgie, ne peut être
utile dans les opérations de ce genre pratiquées chez de

Les bras, le corps du sujet et le membre inférieur
gauche étant maintenus solidement, on fléchit la
cuisse droite sur le bassin et la jambe sur la cuisse,
afin de relâcher les muscles, et deux aides sont
chargés de faire l'extension dans cette direction pour
déplacer la tête du fémur, tandis qu'un autre aide,
placé sur le lit, pousse cette tête en haut et en dehors.
M. Alquié surveille cette manœuvre et se tient prêt
à favoriser la coaptation.

Quand le chirurgien croit que l'extension a été
suffisante, il fait porter en dedans la cuisse toujours fléchie et tendue. Aussitôt un mouvement
brusque de retrait en haut et en dehors s'effectue
dans le membre, en même temps qu'un bruit de
claquement particulier est perçu par les assistants, et
la coaptation est opérée.

La sensibilité du malade a déjà reparu. La cuisse
a repris sa direction normale et peut se placer à
côté de l'autre ; le trochanter est senti à sa place et
l'excavation qui s'y voyait a disparu, tandis qu'à la

---

tels sujets et sur des articulations entourées de parties
molles si puissantes, car il n'amène pas une résolution
musculaire assez prononcée.

Nous avons pu nous en convaincre depuis par les essais
faits par M. le Professeur Bouisson sur un civil atteint
d'une luxation du coude.

partie interne et supérieure de la cuisse on ne sent
plus la tumeur dont j'ai parlé : de plus, le malade
éprouve immédiatement un soulagement notable.
On le place dans le décubitus dorsal ; un spica de
l'aine est appliqué, et une bande placée circulairement au-dessus et au-dessous des genoux afin de
maintenir les deux membres en contact. Après avoir
recommandé l'immobilité, on prescrit des applications réfrigérantes avec de l'eau végéto-minérale,
et une potion antispasmodique avec 0,10 extrait
gommeux d'opium : dans l'après-midi, il n'y a ni
fièvre ni envie de vomir.

20 Janvier. Le lendemain, la douleur se manifeste
de nouveau ; le gonflement de la partie postérieure
s'est étendu à la partie externe et même antérieure.
On continue la potion ; le malade est tenu à une
diète sévère, et on prescrit des cataplasmes émollients
sur la partie.

21 Janvier. Le malade a dormi. Il a appétit ;
depuis le 19, il n'est pas allé à la selle ; il remue
le pied et la jambe seulement ; il peut aussi fléchir
la cuisse sur le bassin, mais la rotation en dehors
et l'abduction sont impossibles à cause des douleurs
que ces mouvements font éprouver au malade. Le gonflement est surtout apparent à la région trochantérienne ; il y a des élancements. (Bouillon, limonade,

deux pilules avec 0,05 extrait gommeux d'opium,
10 sangsues sur le trochanter.)

22 Janvier. La cuisse est tournée plus en dedans;
le genou droit paraît plus élevé que l'autre. Le
gonflement ne permet pas d'examiner l'articulation
pour voir si la luxation ne se serait pas reproduite.
(Demi-quart. Cataplasmes émollients deux fois par
jour, deux pilules avec 0,05.)

23 Janvier. Le malade a bien dormi quoiqu'il
ressente de temps à autre des élancements au niveau
de l'articulation. Le gonflement a diminué; les mouvements sont plus faciles. (On continue.)

24 Janvier. Le gonflement diminue toujours,
mais il est encore assez fort pour empêcher d'examiner bien attentivement l'état de l'articulation. Hier
soir le malade a eu des selles très-abondantes. Le
bandage le fatiguait; on l'a enlevé et remplacé par
un bandage triangulaire. (Mêmes prescriptions.)

25 Janvier. Rien de nouveau.

26 Janvier. La douleur est moins forte; néanmoins
la cuisse, toujours retournée en dedans, ne peut
être reportée dans sa position ordinaire. Depuis hier,
le malade a la diarrhée. (On continue le tout.)

27, 28 et jours suivants. Sagnié a toujours bon
appétit et dort bien; le gonflement, quoique moindre,
est encore assez considérable.

1er *Février*. Après avoir soigneusement vérifié les

mouvements dont le membre qui a supporté la violence extérieure est susceptible , le chirurgien ap-
proche aussi près que possible les cuisses l'une de
l'autre, et les place sur un plan incliné de Dupuytren.
Un drap passé en travers , et assujetti aux côtés du
lit, fixe le malade dans cette position en lui tenant
les pieds dans une parfaite immobilité.

2 Février. Sagnié prétend ne pas souffrir de la
cuisse ; il ne se plaint que de la partie postérieure
de la jambe droite qui se blesse par la pression continue qu'elle exerce sur le plan incliné. Pour obvier
à cet inconvénient, on matelasse cette partie avec de
la charpie très-fine. Le gonflement et la douleur ne
sont presque plus sensibles. (Demie. Potage le matin ;
2 pilules avec 0,05 extrait gommeux d'opium ; cataplasmes émollients sur la partie externe et supérieure
de la cuisse.)

4 Février. L'indocilité du malade , son peu de
bonne volonté à s'en tenir aux prescriptions du chirurgien, font survenir chez lui divers accidents dont
l'histoire ne saurait rentrer dans le cadre de notre
sujet.

16 Février. Inquiet d'un séjour si prolongé à
Montpellier où il n'était que de passage, Sagnié quitte
l'Hôtel-Dieu dans la matinée.

Messieurs ,

La question que j'ai eu la hardiesse d'ébaucher devant vous se trouve épuisée. Pourrai-je espérer d'avoir rempli les conditions du programme que je me suis tracé en commençant? Un sujet aussi difficile et d'un champ aussi vaste demandait plus de génie pour être bien saisi, plus d'esprit et de connaissances pour être traité à la satisfaction de la Société dont j'ambitionne le grade de membre titulaire. J'ai fait au moins ce que j'ai pu pour y parvenir ; je ne suis pas comptable du succès, je ne le suis que de mes efforts ; et je ne les croirai point stériles si, tenant compte de mes intentions , et persuadés que j'ai travaillé, vous daignez me faire espérer que vous m'en allouerez la récompense.

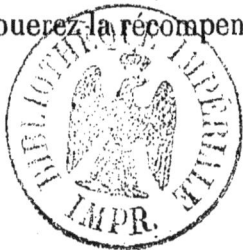

Labora et spera.